Ernährung - einfach und kompakt

10 wichtige Grundlagen für erfolgreiches Abnehmen und ein gesundes Leben

AF281574

„Worauf muss ich bei der Ernährung achten?"
Das ist eine der am häufigsten gestellten Fragen.
Wohlbefinden, Figur, Gesundheit und die
physische Entwicklung sind maßgeblich von
Ihrer Ernährung abhängig. Wer diese Frage
stellt möchte einfache Antworten. Keine tief-
greifenden Fachgespräche oder penible
Ernährungspläne, sondern klare Richtlinien.
Und genau um diese Richtlinien geht es in
diesem Buch.

Auf die einfachen Basics kommt es an.

Ernährung - einfach und kompakt
10 wichtige Grundlagen für erfolgreiches Abnehmen und ein gesundes Leben

Carsten Richter

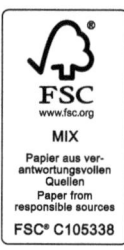

Carsten Richter

Die Deutsche Nationalbibliothek verzeichnet diese Publikation in der Deutschen Nationalbibliografie; detaillierte bibliografische Daten sind im Internet über http://dnb.dnb.de abrufbar.

© 2016 Carsten Richter

Illustration: Carsten Richter

Herstellung und Verlag: BoD – Books on Demand, Norderstedt

ISBN: 9-783-837-087-055

Inhaltsverzeichnis:

Einleitung

Worauf soll ich achten? Wie kann ich abnehmen? Was ist wichtig, wenn ich mich gesund ernähren möchte? Während meiner jahrelangen Tätigkeit in der Ernährungsberatung sind dies die häufigsten Fragen, welche die Menschen beschäftigen. Sie möchten einfach klare Anweisungen und Richtlinien, an denen sie sich orientieren können. Die Fragen nach Rezepten, bestimmten Ernährungsprogrammen, Diäten oder Kuren kommen erst viel später. Sie sind auch nicht das Ziel.

Abnehmen bedeutet nicht, dass man für ein paar Wochen seine Ernährung radikal verändert. Gesund essen bedeutet nicht, dass man stur nach einem Ernährungsplan isst, ohne zu verstehen warum dieser so aufgebaut ist.

In diesem Buch soll es allein um die Grundlagen gehen. Langfristig ist es viel hilfreicher, wenn Sie die Basics der Ernährung verstanden haben. Das Ziel ist hierbei ganz klar: Sie sollen selbst ihr eigener Ernährungsberater sein. Sie sollen sich selbst die Fragen nach den richtigen Produkten und der richtigen Zusammenstellung der Mahlzeiten beantworten können.

Natürlich ist Ernährung ein extrem komplexes Thema, welches sehr spezifisches Fachwissen bereitstellt. Die große Frage hierbei ist jedoch: „Ist dieses spezielle Fachwissen nötig, um eine erfolgreiche Ernährung zu praktizieren?" Die Antwort ist hier ganz klar: „Nein!". Es wird gern kompliziert gemacht, damit die Menschen denken, dass sie eine Beratung oder sehr teure Ernährungskonzepte benötigen. Tatsächlich ist es während meiner Zeit in der Ernährungsberatung fast nie erforderlich gewesen, dass dieses spezialisierte Wissen Anwendung findet. Man muss nicht die vielen verschiedenen Sacharide kennen, damit man sinnvoll mit Kohlenhydraten arbeitet. Man muss nicht die Namen der Aminosäuren lernen, damit man eine effektive Proteinzufuhr hat. Es ist schön dies zu wissen, aber es ist in der Regel nicht nötig.

Wichtig hingegen sind das Verstehen der Grundlagen und ein Gefühl für den eigenen Körper. Wenn Sie die Grundlagen begreifen, dann können Sie sich selbst die wesentlichen Fragen zur Ernährung beantworten. Vielleicht fällt die Antwort fachlich nicht ausschweifend und ausführlich aus, aber sie fällt mit Sicherheit zu Ihrer Zufriedenheit aus. Nämlich eine alltagstaugliche Lösung zu finden, welche Sie in Ihr Leben integrieren können.

Also vergessen Sie einmal alle besonderen Hinweise und Spezialtipps aus Zeitschriften, von Freunden oder aus den Medien. Verinnerlichen Sie die folgenden 10 Grundlagen und machen Sie sich diese zu Eigen. Mehr brauchen Sie nicht. Wenn Sie diese Regeln umsetzen, dann werden Sie auch erfolgreich sein. Wenn Sie darauf aufbauend spezifischere Lektüren, Rezepte und Ernährungstipps suchen, dann ist das vollkommen in Ordnung. Denn diese haben dann ein Grundverständnis über Ernährung zur Basis, weshalb die Anwendung in Folge dessen viel sinnvoller und zielorientierter ist.

Wenn Sie sich schon mit Ernährung auseinander gesetzt haben, dann werden Ihnen manche Regeln bekannt vorkommen. Andere wiederum werden Sie für widerlegt und überholt halten. Dazu möchte ich Ihnen Folgendes sagen. Viele Anbieter versuchen durch „neue Erkenntnisse" und „neue Studien" eine besondere neue Aktualität zu suggerieren, welche voriges Wissen auf den Kopf stellt. Das hat den Effekt, dass viele Konsumenten darauf anspringen, weil diese ihr bisheriges Versagen auf eben diese vorher „falschen" Fakten schieben können. Aber das ist nichts weiter als eine Verkaufsmasche und ein Werbegag.

Ihr Körper ist wie er ist und funktioniert heute so wie früher. Daran werden neue Erkenntnisse nichts ändern. Halten Sie sich an die folgenden 10 Regeln und Sie werden Erfolg haben.

Bei Stoffwechsel- und Organerkrankungen führen Sie die Umsetzung bitte mit Ihrem Hausarzt durch. Natürlich müssen dann verschiedene Regeln variiert werden.

1. Regel:

Nehmen Sie täglich genügend Flüssigkeit ohne Energie und Süßstoffe auf.

Menge

Trinken Sie täglich mindestens 1 Liter pro 25kg Körpergewicht. Wenn Ihr Gewicht genau zwischen den Abstufungen liegt, dann passen Sie Ihre Menge entsprechend an. So sollte eine Person, welche 60 kg wiegt, ungefähr 2,5 Liter trinken. Nehmen Sie die geforderte Menge als Richtwert. Kleine Schwankungen sind vollkommen in Ordnung.

Warum ist diese Menge erforderlich? Sie bestehen zu 60% bis 70 % aus Wasser. Der genaue Wert ist altersabhängig. Wasser ist also ein Grundbaustein des menschlichen Körpers. Alle Stoffwechselvorgänge benötigen es zur Unterstützung. Besonders der Fettstoffwechsel ist darauf angewiesen. Wenn Sie also zu wenig trinken, dann funktioniert Ihr Fettstoffwechsel auch nicht optimal. Außerdem hat die Energiebereitstellung auch Gifte als Stoffwechselendprodukt. Der Körper benötigt Wasser, damit diese effektiv ausgeschieden werden können. Wasser dient der Wärmeregulation und ist Transportmittel.

Wenn Sie also nicht genug Flüssigkeit aufnehmen, dann werden alle Funktionen des Körpers beeinträchtigt. Da der Fettstoffwechsel ein anspruchsvoller und aufwändiger Vorgang ist, setzt er eine gute Versorgung mit Wasser voraus.

Energiegehalt

Trinken Sie nur zur Aufnahme von Flüssigkeit und nicht zur Energiegewinnung. Kohlenhydrate in Getränken sind bereits gelöst und somit sehr schnell verfügbar. Sie haben keine sättigende Wirkung. Jedoch führen sie Ihrem Körper Energie zu. Selbst ein geringer Gehalt von 4g/100ml ist viel. Wasser mit Geschmack hat oft diesen oder ähnliche Werte. Bedenken Sie bitte: Wenn Sie 1 Liter des Wassers trinken, dann hätten Sie auch eine Tafel Schokolade essen können. Der Gehalt an Kohlenhydraten ist fast identisch. Kohlenhydrate in Getränken können Sie wie Zucker betrachten. Auch wenn es gesunde Fruchtsäfte sind, so gehen diese rasch ins Blut über und lassen den Blutzuckerspiegel stark ansteigen.

Süßstoffe

Süßstoffe simulieren Ihrem Körper eine Energiezufuhr. Daher reagiert er darauf. Er schüttet Insulin aus, damit der Zucker aus dem Blut genommen wird und in die Kohlenhydratspeicher gelangt. Sie haben jedoch keinen Zucker aufgenommen. Die Folge ist eine Unterzuckerung und ein Verlangen nach Süßem. Außerdem sind diese Zusatzstoffe künstlich und somit schädlich. Gerade die regelmäßige Zufuhr ist problematisch. Schützen Sie Ihren Körper vor diesen vermeidbaren Erschwernissen.

Sport

Im Sport ist Ihr Flüssigkeitsbedarf erhöht. Sie verlieren mehr Wasser durch die Atmung und durch das Schwitzen. Außerdem verlangen die Stoffwechselprozesse eine erhöhte Flüssigkeitszufuhr. Je nach Belastungsintensität muss auch die Versorgung mit Wasser angepasst werden. Trinken Sie mindestens 0,5 Liter pro Stunde Training.

Während des Trainings haben Sie einen erhöhten Bedarf an Energie. Daher ist eine Zufuhr von Kohlenhydraten sinnvoll. Da Ihr Magen im Sport möglichst wenig arbeiten sollte, ist eine flüssige Energiezufuhr ratsam. Jedoch ist Gewichtsreduktion Ihr Ziel und somit sollten Sie wiederum, gerade bei Belastung, wenig Energie aufnehmen. Ein Widerspruch? Hier ist ein sinnvoller Kompromiss gefragt. Fühlen Sie sich schwach, dann gönnen Sie sich einen Fruchtsaft. Das Getränk sollte möglichst naturbelassen sein. Greifen Sie auf frischgepresste Fruchtsäfte zurück. Mischen Sie sich daraus eine Schorle und trinken Sie ungefähr 200ml. Gewöhnen Sie sich das jedoch nicht an. Das Verlangen nach Energie im Training ist sehr verschieden und variiert stark. Entscheiden Sie daher bei jeder Aktivität neu, ob Sie zusätzliche Kohlenhydrate benötigen.

2. Regel

Essen Sie maximal zweimal am Tag Obst und zu jeder Mahlzeit Gemüse.

Vitamine und Mineralien

Vitamine und Mineralien sind sehr wichtige Nahrungs-bestandteile und müssen regelmäßig zugeführt werden. Ihr Körper benötigt diese für Stoffwechselprozesse und für seinen Aufbau. Ein Mangel an bestimmten Vitaminen oder Mineralien zeigt sich an speziellen Symptomen. Diese können psychisch oder physisch sein. Beispielsweise können die Haare, die Nägel, die Haut oder die Zähne Mangelzustände zeigen. Oder Nieder-geschlagenheit und Gereiztheit prägen das Verhalten. Ihr Körper kann diese Stoffe nicht selbst herstellen, weshalb Sie komplett auf die externe Zufuhr angewiesen sind.

Es reicht dabei aus, wenn Sie Abwechslung in die Frischkost bringen. Essen Sie an einem Tag Äpfel und Birnen. Den Tag danach essen Sie Melone oder Orangen. Kaufen Sie alle Sorten und alle Farben. Jede Frucht hat einen anderen Gehalt bestimmter Vitalstoffe. Durch Abwechslung sorgen Sie automatisch für eine vielseitige Zufuhr und einen ausgeglichenen Vitalstoffhaushalt.

Nutzen Sie frische oder tiefgekühlte Produkte. Tiefgefrorenes Gemüse ist schockgefroren, weshalb die Vitalstoffe weitest-gehend erhalten bleiben. Meiden Sie jedoch, aufgrund der künstlichen Zusätze, Fertiggerichte.

Obst

Obst hat einen Fruchtzuckeranteil, welchen Sie nicht unterschätzen sollten. Im Schnitt liefern 100g Obst ungefähr 10-15g Kohlenhydrate. Dies kann stark variieren. Daher muss die tägliche Zufuhr von Obst limitiert sein. Täglichen stehen Ihnen 2 Portionen Obst zur Verfügung. Eine Portion entspricht in etwa 100g der Frucht. Eine Abstufung nach Größe und Gewicht ist hierbei nicht nötig. Halten Sie sich in etwa an diese Menge und Sie machen es richtig.

Idealerweise verzehren Sie Ihr Obst bis spätestens 5 Stunden vor dem zu Bett gehen. Im Alltag benötigen Sie die Kohlenhydrate für Arbeit, Sport, geistige Belastung und andere Tätigkeiten. Eine Portion Obst hilft Ihnen auch über eine Hungerphase, wenn Sie eventuell unterzuckert sind. Daher ist Obst eine sehr gute Option, um nach dem Training die Regeneration zu unterstützen. Verteilen Sie die beiden täglichen Portionen so wie Sie es am liebsten hätten. Ihre Ernährung muss Ihnen gut tun.

Gemüse

Gemüse hat einen sehr niedrigen Anteil an Fruchtzucker. Außerdem sind im Gemüse Ballaststoffe vorhanden. Ballaststoffe haben eine ganze Reihe positiver Effekte. Zu den wichtigsten gehören die Verzögerung der Kohlenhydrataufnahme und die Sättigung. Es ist daher sinnvoll vor jeder Mahlzeit Gemüse zu essen. Sie werden eine leichte Sättigung verspüren und so auch kleinere Portionen essen. Außerdem wird die Verdauung der Kohlenhydrate verlangsamt, was zu einem stabileren Blutzuckerspiegel führt. Der Gehalt an Vitalstoffen ist sehr wichtig und unterstützt Ihre Verdauung, Ihr Training sowie Ihre Stoffwechselvorgänge.

3. Regel

Frühstücken Sie täglich nach dem Aufstehen energiereich.

Die beste Zeit für das Frühstück.

Ein sinnvolles Frühstück, welches seine positiven Effekte vollständig entfaltet, sollte bis maximal eine Stunde nach dem Aufstehen verzehrt sein. Durch Schichtdienste und verschiedene Lebensgewohnheiten variieren die Aufstehzeiten stark. Daher soll an dieser Stelle auch keine explizite Uhrzeit genannt werden. Die Essenszeit richtet sich nach Ihrem individuellen Tagesablauf. Nach dem Aufstehen ist das Frühstück das erste Thema, entweder in Familie oder allein.

Warum ist das so wichtig? Sie stellen große Anforderungen an Ihren Körper. Er soll psychisch leistungsfähig sein. Er soll Fett verbrennen und körperliche Aktivitäten vollbringen. Obendrein soll er Gesundheit und Vitalität ausstrahlen. Was ist dafür erforderlich? Ein erholsamer Schlaf und natürlich Energie. Daher ist die Zufuhr der grundlegenden Nährstoffe unabdingbar! Nur diese signalisieren dem Körper eine entsprechend ausgewogene Versorgung, damit er sich auf diesem anspruchsvollen Level halten kann.

Früh programmieren Sie Ihren Körper für den Tag. Enthalten Sie ihm Energie und Nährstoffe vor, so fährt er den ganzen Tag auf Sparflamme und ruft sein Potenzial nicht ab. Geben Sie ihm stattdessen ein ausgewogenes Frühstück, dann startet er als leistungsfähige Fettverbrennungsmaschine in den Tag.

Warum mit Kohlenhydraten?

Leistungsfähigkeit setzt Energie voraus. Der wichtigste Energielieferant sind Kohlenhydrate. Diese sind der Maßstab der körperlichen Entwicklung und des Energiehaushalts. Das Frühstück ist jene Mahlzeit, welche den höchsten Anteil an Kohlenhydraten haben muss. Verweigern Sie Ihrem Körper die Energie, so startet er gebremst und energieschwach in den Tag. Es sind auch Kohlenhydrate in flüssiger Form, beispielsweise Säfte, erlaubt. „Fett verbrennt im Feuer der Kohlenhydrate." Diese Aussage müssen Sie sich vor Augen halten. Kohlenhydrate nach dem Aufstehen haben einen leistungsfähigen Körper zur Folge, welcher einen hohen Energiebedarf hat. Energie, welche im Tagesverlauf auch aus den Fettreserven gewonnen wird.

Welche Menge an Nährstoffen ist sinnvoll?

Nehmen Sie ungefähr 10g-15g Kohlenhydrate pro 10kg Körpergewicht zum Frühstück auf. Gewöhnen Sie sich bei Mengenangaben bitte Folgendes an: Arbeiten Sie immer mit einem großzügigen Bereich. Setzen Sie sich also 50-75g Kohlenhydrate als Regel und nicht genau (beispielsweise) 55g. Ernährung muss nicht so genau abgezählt sein. Wenn Sie es zu penibel sehen, dann verlieren Sie schnell den Spaß und die Lust am Essen. Außerdem benötigt Ihr Körper kleine Schwankungen in der Zufuhr. Wenn er täglich genau die gleiche Menge erhält, dann gewöhnt er sich daran. Gewöhnung ist das erste aufbauende Hindernis, welches nachträglich eine weitere Gewichtsreduktion verhindert.

Proteine sind die Baustoffe des Körpers. Er benötigt diese zum Erhalt und der Entwicklung sämtlicher körperlicher Strukturen. Pauschal können 20-25g pro Mahlzeit veranschlagt werden.

Beachten Sie bitte, dass die Angaben absolute Mengen sind. Wenn ein Nahrungsmittel 30g Kohlenhydrate auf 100g hat, dann haben 200g davon absolut 60g Kohlenhydrate. Je nach Nährstoffgehalt müssen Sie die entsprechende Menge des Nahrungsmittels verzehren.

Beispiele für ein gutes Frühstück.

Variante 1
- Haferflocken mit Obst und Milch
- 1 Glas Obstsaft (Kiwi, Orangen, Bananen...)
- Gemüse

Variante 2
- ein oder zwei Eier
- Vollkornbrot mit Käse
- Gemüse

Variante 3
- Naturjoghurt mit Obst
- 50g Nüsse
- Gemüse

Variante 4
- zwei Vollkornbrötchen mit Frischkäse
- kleiner Obstsalat
- Gemüse

Variante 5
- Eine Banane, ¼ Honigmelone, eine Birne und ca. 200ml Milch im Mixer zubereiten.
- Gemüse

4. Regel

Das Verhältnis von Eiweiß zu Kohlenhydraten im Tages-verlauf immer weiter zu Gunsten des Eiweißes verschieben.

Ein paar Dinge über Eiweiß.

Eiweiß ist der Baustoff Ihres Körpers. Alle Teile des Körpers bestehen aus Aminosäuren, welche durch die Spaltung von Proteinen gewonnen werden. Pro Mahlzeit kann Ihr Körper 20-30g Eiweiß als Baustoff verwerten. Da Eiweiß ebenfalls als Energielieferant fungiert, wird ein eventueller Überschuss zur Lieferung von Energie eingesetzt. Sollte die Energie aktuell nicht benötigt werden, dann wird sie im Körperfettdepot gelagert. Daher kann eine zu hohe Zufuhr an Eiweiß ebenfalls zu Fetteinlagerungen führen.

Aufgrund der verschiedenen Aminosäuren ist Eiweiß unterschiedlich verwertbar. Jedes Lebewesen hat eine individuelle Zusammensetzung der Aminosäuren. Daher ist auch jedes Eiweiß unterschiedlich verwertbar für uns. Die biologische Wertigkeit eines Produktes gibt darüber Aufschluss. Je höher sie ist, desto näher kommt die Zusammensetzung unserer eigenen.

Bei einer Unterversorgung von Kohlenhydraten kann Eiweiß auch in größeren Mengen zur Energielieferung eingesetzt werden. Es wird dann in eine kohlenhydratähnliche Substanz umgewandelt.

Genauere Definition des Verhältnisses.

Wie Sie bereits wissen ist es sehr wichtig, dass Ihr Körper von einer soliden Energieversorgung ausgehen kann. Daraus folgt die Bereitschaft zu einer höheren Leistungsfähigkeit und einem hohen Energiebedarf. Darum muss der Kohlenhydratanteil zum Frühstück entsprechend sein. Eiweiß hingegen ist beim Frühstück noch eher unbedeutend und sollte die 30g Marke nicht überschreiten.
Im Tagesverlauf fahren Sie den Anteil an Kohlenhydraten rapide runter. Nehmen Sie in den beiden Mahlzeiten nach dem Frühstück jeweils die Hälfte der Menge an Kohlenhydraten auf, welche Sie zum Frühstück verzehrt haben. Bitte sehen Sie diese Angabe auch als grobe Richtlinie. Die Menge an Eiweiß liegt weiterhin bei ca. 20-30g pro Mahlzeit.
Ab der vierten Mahlzeiten lassen Sie den Anteil an Kohlen-hydraten gänzlich weg. Es folgen 2 Mahlzeiten, welche jeweils aus ca. 50g Eiweiß bestehen. Da Sie täglich 2 Portionen Obst verzerren können, können diese auch auf diese Mahlzeiten gelegt werden. Auf diese Weise wirken Sie einem Hungergefühl entgegen, welches aus einer Unterzuckerung resultieren kann.

Warum abends mehr Eiweiß?

Durch Alltagsaktivität, Sport und Stress steigt Ihr Bedarf an Aminosäuren mit fortlaufender Tageszeit. Regenerations- und Umbauprozesse werden eingeleitet und durchgeführt. Diese benötigen Aminosäuren. Daher ist eine konstante und steigende Zufuhr sinnvoll. Die körperliche Regeneration findet in der Regel während der Schlafenszeit statt. Da hierfür ebenfalls ein hoher Bedarf an Eiweiß herrscht, sollte die Zufuhr am Abend besonders gesichert sein.

Außerdem reduzieren Sie, bei konstanter oder steigender Aktivität, die Zufuhr von Kohlenhydraten. Sie benötigen daher Eiweiß, damit diese Unterversorgung abgefangen wird. Einige Prozesse im Körper benötigen nämlich schnell verfügbare Energie. Schneller verfügbar als es der umständliche Fettstoffwechsel erlaubt. Hierfür muss die Möglichkeit der Versorgung durch Eiweiß gegeben sein, da die Kohlenhydratversorgung reduziert ist.

Warum abends weniger Kohlenhydrate?

Kohlenhydrate sollen Ihnen ausschließlich Energie für den Alltag liefern. Eine Überversorgung mit diesem effizienten Energielieferant hat weitreichende Folgen. Beispielsweise ist eine Gewichtsreduktion damit nicht möglich. Eine ausreichende Versorgung mit Kohlenhydraten führt zwar nicht immer zur Gewichtszunahme, jedoch hemmt dies den Fettabbau. Somit ist die Dosierung der Schlüssel zum Erfolg. Sie führen Kohlenhydrate zu, um den Körper auf Touren zu bringen und für die Versorgung der wenigen Systeme, welche ausschließlich auf Kohlenhydrate angewiesen sind. Ist Ihr Körper einmal auf Leistung, dann ist auch ein Wechsel in den Fettstoffwechsel weniger umständlich. Wenn Sie nun im Tagesverlauf die Kohlenhydrate reduzieren, dann wird Ihr Körper besser auf die Fettreserven zugreifen können.

5. Regel

Essen Sie täglich dreimal bis fünfmal 10-25g Eiweiß gleichmäßig verteilt.

Wie hoch ist Ihr Bedarf an Eiweiß?

Der tägliche Bedarf an Eiweiß orientiert sich an Ihren Zielen und eventuellen sportlichen Ambitionen. In diesem Buch geht es um den Bedarf eines durchschnittlichen Bürgers, welcher keine besonderen Kraft- oder Ausdauerziele verfolgt. Wer einen athletischen Körper möchte, Gewichtsreduktion oder Gewichtserhalt anstrebt und wer einen gesunden Lebensstil verfolgt, der kann sich an die Vorgaben in diesem Buch halten. Sollten Sie andere sportliche Ambitionen haben, dann empfehle ich Ihnen gesonderte Fachliteratur zur entsprechenden Ernährung.

Die Meinungen über den Bedarf an Eiweiß gehen stark auseinander. Eine richtige Festlegung hierzu ist allerdings auch gar nicht nötig und kann locker gesehen werden. Empfehlenswert ist eine Zufuhr von maximal 25g pro Mahlzeit. Alles was darüber hinaus geht kann Ihr Körper nicht verwerten und nutzt es somit als Energie. Daher ist die tägliche Menge, welche Sie konsumieren, von der Anzahl der Mahlzeiten abhängig. Hier liegt die Empfehlung bei 4-5 Mahlzeiten. Daraus resultiert eine Zufuhr von 100-125g, was absolut in Ordnung ist. Sie werden Tage haben, an welchen es etwas mehr ist und andere Tage, an welchen Sie vielleicht nur 3 Mahlzeiten schaffen. Diese Schwankungen in der Proteinzufuhr sind natürlich und schmälern Ihren Erfolg nicht. Auf drei Portionen sollten Sie jedoch immer kommen, da weniger als 3 Mahlzeiten allgemein bedenklich sind.

In manchen Lektüren wird von 0,8g je Kilogramm Körpergewicht gesprochen. In anderen wieder von 1,1 oder 1,3 g. Dies wirkt in erster Linie verwirrend und man fühlt sich schlecht informiert. Tatsache ist, dass dies nicht sonderlich relevant ist. Solange Sie eine konstante Zufuhr haben kann die tägliche Gesamtmenge auch schwanken. Essen Sie an einem Tag viermal 10g und am folgenden Tag fünfmal 15g. Das ist eine Streuung von effektiv 40-75g. Beides ist erfolgreich, da eine Verteilung viel wichtiger ist.

Warum muss das Eiweiß über den Tag verteilt werden?

Dies hat zwei fundamentale Gründe. Erstens die bereits angesprochene Limitierung in der Verarbeitung. Wenn Sie 100g auf einmal essen, dann kann Ihr Körper bestenfalls 30g davon effektiv verwerten. Essen Sie jedoch viermal 25g, dann verwertet Ihr Körper die ganzen 100g für qualitative Körpermasse. Und genau das muss Ihr Ziel sein. Es geht dabei nicht nur um Muskulatur. Haut, Haare, Nägel und Blutgefäße benötigen ebenfalls Aminosäuren, um sich zu entwickeln und gesund zu bleiben.

Ein weiterer Grund sind die Stoffwechselendprodukte. Die Verarbeitung von Aminosäuren hat überdurchschnittlich viele Gifte zur Folge. Diese müssen vom Körper entsprechend abgebaut werden. Es ist natürlich besser wenn hier eine gleichmäßige Zufuhr für einen permanenten Abbau erfolgt. Eine plötzliche Überschwemmung, aufgrund einer zu hohen einmaligen Zufuhr, belastet den Körper unnötig und schadet der Gesundheit.

Wie hängen Eiweiß und Sport zusammen?

Sport treiben wir, damit wir unseren körperlichen Zustand verbessern. Zumindest ist dies eine grundlegende Folge von Sport. Egal ob es sich um koordinative Verbesserung, Steigerung der Ausdauer, Muskelstraffung oder Muskelaufbau handelt. Diese Effekte implizieren alle eine körperliche Entwicklung und somit zielgerichtete Auf- und Umbauprozesse im Körper. Diese Vorgänge benötigen natürlich Baumaterial, welches eben das Eiweiß ist. Bei einer regelmäßigen und ausgewogenen Ernährung, wie sie in diesem Buch empfohlen wird, ist die Versorgung mit Proteinen gewährleistet. Es sind somit keine Zusatzprodukte notwendig.

Empfohlen ist lediglich eine leicht verdauliche Mahlzeit nach dem Training, welche auch etwas Kohlenhydrate beinhaltet. Hierzu ein paar Empfehlungen:

1. Eine Banane und ein Glas (200-300ml) Milch
2. 100-150g Naturjoghurt mit 100g Obst (Erdbeeren, Birne, Honigmelone…)
3. 100-150g Fischfilet mit Gemüse und ein kleiner Obstsalat
4. 1 Glas (200-300ml) Fruchtsaft und 100-200g Schinken
5. 2 Eier und 50g Sonnenblumenkerne

6. Regel

Der Fettgehalt der tierischen Nahrungsmittel soll unter 10% liegen.

Warum müssen tierische Lebensmittel konsumiert werden?

Evolutionär gesehen ist der Mensch auf tierische Nahrung angewiesen. Besonders der Gehalt an Eisen ist wichtig. Eisen dient dem Transport von Sauerstoff und ist wichtiger Bestandteil bei der Blutbildung. Menschen, welche gänzlich auf tierische Nahrung verzichten, müssen das Eisendefizit mit Nahrungsergänzung kompensieren. Das kann nicht das Ziel sein, daher ist eine Mischung aus pflanzlichen und tierischen Lebensmitteln erstrebenswert.

Außerdem sind tierische Nahrungsmittel ein klassischer Proteinlieferant. Der tierische Anteil der Nahrung ist in der Regel für den Proteingehalt verantwortlich. Natürlich gibt es auch pflanzliche Eiweißlieferanten (Nüsse, Pilze, Erbsen…). Jedoch ist die absolute Menge im Nahrungsmittel mit tierischen Produkten (insbesondere Fleisch) nicht gleichwertig.

Allerdings sind tierische Nahrungsmittel jene Elemente der Ernährung, welche den Fettanteil stellen. Es handelt sich in der Regel um die ungesünderen gesättigten Fette. Dies ist ein Problem. War es zu Zeiten des Mangels noch wichtig fettreich zu essen, so ist dies heute gesundheitlich bedenklich. Das liegt an der Überversorgung mit den Nahrungsmitteln. Unser Körper ist nicht darauf ausgelegt, dass er täglich fettreiches Fleisch verzehren kann. Darum ist hier die Qualität der Nahrung extrem wichtig.

Warum unter 10% Fett?

Gesättigte Fette können Sie in einer ausgewogenen Ernährung nicht komplett verbannen. Fleisch wird immer einen gewissen Anteil an Fett haben, welchen Sie nicht verhindern können. Also muss Ihr Ziel eine bestmögliche Reduzierung sein. Es hat sich aus praktischer Erfahrung bewährt wenn Sie die Grenze bei einem Gehalt von 10% Fett setzen. Die Auswahl an Nahrungsmitteln ist somit reichlich und die zugeführte Menge an Fetten erträglich. Es kann auch Ausnahmen, wie beispielsweise bei Käse, geben, welche einmal einen höheren Gehalt aufweisen. Dann müssen Sie den Gehalt am restlichen Tag jedoch merklich reduzieren. Setzen Sie sich eine Grenze von 40g Fett täglich. Ihre Zufuhr an gesättigten Fetten sollte darunter liegen.

Was ist mit den Kohlenhydraten bei tierischer Kost?

Der Anteil an Kohlenhydraten ist bei tierischen Nahrungsmitteln recht gering und kann vernachlässigt werden. Daher können Sie eine grobe Einteilung der Nahrung vornehmen. Pflanzlich zählt unter die Rubrik Energie und Kohlenhydrate. Tierisch ordnen Sie Baustoff und Eiweiß zu.

Was spielen ungesättigte Fettsäuren für eine Rolle?

Sie sind wichtig für Ihren Körper als Baustoff und dienen dem Erhalt der Körperfunktionen. Sie müssen also zugeführt werden. Hauptsächlich finden Sie diese in pflanzlichen Nahrungsmitteln. Dazu gehören Haferflocken, Nüsse, Gemüse und verschiedene Öle. Als tierischer Lieferant ist Fisch eine ergiebige Quelle. Bauen Sie diese Nahrungsmittel täglich mit ein.

Was sind hochwertige Kohlenhydrate?

Kohlenhydrate sind unser wichtigster Energielieferant. Sie sind so ein wesentlicher Bestandteil des Lebens, dass sie den größten Anteil der Biomasse auf unserem Planeten stellen. Sie können einkettig, zweikettig, mehrkettig und vielkettig sein. Darunter sind die aneinandergebundenen „Einfachzucker" zu verstehen. Unser Körper kann Kohlenhydrate nur in ihrer kleinsten Form, eben als Einfachzucker (einkettig), verwerten. Je langkettiger Kohlenhydrate sind, als desto hochwertiger werden diese betrachtet.

Ob ein Nahrungsmittel als hochwertiger Kohlenhydratlieferant gilt hängt auch von dessen restlichen Bestandteilen ab. Beispielsweise sorgen Ballaststoffe für eine verzögerte Aufnahme der Kohlenhydrate. Dies allerdings nur nebenbei. In diesem Kapitel erhalten Sie eine Aufstellung hochwertiger Nahrungsmittel, welche die anderen Inhaltsstoffe auch berücksichtigt.

Was ist der Vorteil langkettiger Kohlenhydrate?

Die gesundheitlichen Vorteile dieser Kohlenhydratstruktur sind sehr vielseitig. In diesem kurzen Ratgeber beschränke ich mich auf die Vorteile bezüglich der Gewichtsreduktion und der Energiezufuhr. Da der Körper Kohlenhydrate nur als Einfachzucker aufnehmen kann, müssen langkettige Kohlenhydrate erst gespalten werden.

Nehmen Sie im Gegenzug gleich Einfachzucker auf, dann gehen diese binnen kürzester Zeit ins Blut über. Das hat weitreichende Nachteile. Ein sprunghafter Anstieg des Blutzuckerspiegels, erneuter Heißhunger und ein nur kurzes Sättigungsgefühl sind die wichtigsten Kontras zum Einfachzucker.

Vielfachzucker müssen hingegen erst gespalten werden. Schritt für Schritt löst der Körper die einzelnen Monosacharide ab, damit diese verwertet werden können. Eine längere Verweildauer der Nahrung im Magen ist die Folge. Dadurch wird ein neues Hungergefühl enorm verzögert. Außerdem ist die konstante Abgabe kleiner Energiemengen für einen stabilen Blutzuckerspiegel förderlich. Der Körper kann auf die kleinen Mengen viel besser, angemessener und gesünder reagieren, was Ihrem Ziel der Gewichtsreduktion und der gesunden Lebensweise zu Gute kommt.

Es liegt also auf der Hand, dass süße Nahrungsmittel kontra-produktiv sind. Sie überschwemmen Ihr Blut mit Zucker und schocken somit das gesamte Regulationssystem. Es handelt sich dabei um eine Extremsituation für Ihren Körper. Wenn Sie dies regelmäßig in Kauf nehmen, dann führt das zu Übergewicht, Krankheit und Antriebslosigkeit.

Was sind Ballaststoffe?

Ballaststoffe sind pflanzliche Bestandteile, welche nicht verdaut werden können. Allerdings haben Sie eine ganze Reihe anderer positiver Effekte. Sie regen die Darmtätigkeit an, binden Gifte, sorgen für Sättigung und fördern eine gesunde Darmflora. Das alles sind Eigenschaften, welche Sie in Ihren Zielen maßgeblich unterstützen. Ballaststoffe kommen ausschließlich in pflanzlichen Nahrungsmitteln vor, was deren Wichtigkeit nochmals bestätigt. Damit sie ihre Aufgaben umfassend erfüllen können ist ein ausreichender Konsum an Flüssigkeit Voraussetzung. Also an dieser Stelle nochmals der wichtige Hinweis: Trinken Sie ausreichend!

Eine wichtige Eigenschaft ist die Verzögerung der Aufnahme von Kohlenhydraten aus der Nahrung. Die Folgen sind ein stabiler Blutzuckerspiegel und eine konstante Leistungsfähigkeit.

Ballaststoffreiche Lebensmittel sind Vollkornbrote, Kleie, Getreide, natürliche Müslimischungen, Gemüse und Obst sowie Nüsse und Samen.

Welche Nahrungsmittel sind gute Kohlenhydratlieferanten?

Natur- und Wildreis
Vollkornnudeln
Haferflocken
Fruchtmüsli
Pumpernickel und Vollkornbrot
Nüsse
Weizenkleie/Reiskleie
ungezuckerter Joghurt
Erbsen, Mais und Linsen

Wichtiger Hinweis zu den Angaben.

Im Buch erhalten Sie immer Mengenangaben zu den Kohlenhydraten, Fetten und Eiweißen. Jedes Nahrungsmittel enthält Informationen über den Gehalt dieser Grundnährstoffe. 100g Haselnüsse enthalten 63g Fett. Somit verzerren Sie rund 32g Fett, wenn Sie 50g Haselnüsse essen. Die Mengenangaben im Buch beziehen sich immer auf die absolute Menge der Fette, Kohlenhydrate oder Eiweiße und nicht auf die Menge des Nahrungsmittels. Bei anderen Angaben wird das Nahrungsmittel explizit angesprochen, wie eine Portion Obst immer 100g sind.

Warum sollen Sie die Nahrung verteilen und wie viele Mahlzeiten sind ideal?

Ihnen ist bereits bekannt, dass Ihr Körper besser mit kleinen Mengen umgehen kann, als wenn er auf einmal mit Energie, Flüssigkeit oder Eiweiß überschüttet wird. Je mehr Sie Ihre Nahrung also splitten, desto besser kann Ihr Körper in seinem Gleichgewicht bleiben. Es wäre sogar besser, wenn Sie Ihre tägliche Nahrung auf 5 bis 7 Mahlzeiten verteilen. Jedoch ist dies nicht sehr alltagstauglich. Ideal und gut umsetzbar sind 4 bis 5 Mahlzeiten. Ein zeitiges Frühstück, gefolgt von kleinen Snacks aller 2 bis 4 Stunden. Auf diese Weise kommen Sie zu der Anzahl.

Sie unterstützen somit den Körper in seinem Bestreben einen gleichbleibenden Blutzuckerspiegel zu erhalten. Außerdem ist die Proteinaufnahme optimiert, da so große Mengen Aminosäuren in Strukturen im Körper eingebettet werden können. Da jede Mahlzeit Gemüse beinhalten sollte, ist ebenfalls die Zufuhr an Vitalstoffen gesichert und gleichmäßig.

Woraus sollen die kleinen Mahlzeiten bestehen?

Wie bereits geschrieben sollten pro Mahlzeit ungefähr 20g Eiweiß vorhanden sein. Hinzu kommt Gemüse, welches Sie sich frei aussuchen können. Bis zur dritten Mahlzeit des Tages gehören noch ein paar Bestandteile als Kohlenhydratlieferant dazu. Einmal am Tag sollte eine kleine Menge an Nüssen oder diversen Samen nicht fehlen. Ansonsten stehen Ihnen noch ein bis zwei Portionen Obst zur Verfügung, welches Sie nach Ihrem eigenen Belieben verteilen können. An einem Tag an welchem Sie Sport treiben ist eine Portion Obst danach zur Regeneration sinnvoll.

Haben Sie mal einen sehr stressigen Tag an dem die Ernährung zu kurz kommt, sollten Sie die Mahlzeiten flexibler sehen. Zur Not kann eine Mahlzeit auch mal aus ein paar Nüssen bestehen. Oder Sie essen nur eine Möhre und einen Apfel. Sehen Sie die Mahlzeiten nicht zu streng. Jeder Tag ist anders und das hat auch Auswirkungen auf die Ernährung. Es ist nur wichtig, dass Sie diese nicht ganz vernachlässigen und zumindest einen Gedanken dafür verwenden. Sie müssen sich einfach etwas für Ernährung sensibilisieren. Und wenn wirklich einmal eine Mahlzeit ausbleibt, dann ist es nicht so tragisch, solange das nicht die Regel ist.

Einige Beispiele für kleine Mahlzeiten.

1. 2 Scheiben Knäckebrot mit Magerquark. Darauf Obst oder Honig streichen.
2. Naturjoghurt (200g) mit Banane, oder Apfelmus.
3. Obstsalat mit 50g Nüsse
4. Kräuterquark mit Gemüse als Rohkostanteil
5. Vollkornbrot mit Schinken und Frischkäse
6. Fischfilet (fertig) und Obst
7. Schinkenröllchen mit Sonnenblumenkernen
8. Vollkornbrötchen mit Ei, Seelachs und Salat
9. 2 Eier, Gemüse und/oder Obst dazu
10. Tomate und Mozzarella

9. Regel

Führen Sie einmal pro Woche einen Motivationstag durch.

Was ist ein Motivationstag?

An diesem Tag essen Sie viel mehr Kalorien als an den anderen Tagen. Außerdem lassen Sie die anderen Ernährungsregeln ebenfalls unbeachtet und essen bewusst einmal anders. Es ist ein Tag, welcher vollkommen aus der Reihe fällt und den Körper „schockt".

Weshalb ist das sinnvoll?

Ihr Körper ist immer an Gewohnheit interessiert. So wie Sie im Alltag gewisse Arbeiten und Abläufe automatisieren, so versucht es Ihr Körper ebenfalls. Der Grund dafür liegt auf der Hand. Automatisierte Abläufe sind ökonomischer, laufen schneller und nebenbei ab. Außerdem ermöglichen sie einen sparsameren Umgang mit Ressourcen. Das alles ist für eine erfolgreiche Gewichtsreduktion schlecht. Wenn sich Ihr Körper an eine gewisse Zufuhr von Kalorien gewöhnt, dann stellt er sich darauf ein. Er wird außerdem versuchen seinen Bedarf unter dieser Zufuhr zu halten. Es ist nämlich nicht im Interesse der Natur des Körpers die eigenen Reserven aufzubrauchen. Der Körper möchte diese für Zeiten des Mangels behalten.

Wenn Sie Ihrem Körper nun an einem speziellen Tag besonders viele Kalorien zuführen, dann kurbelt er seinen Stoffwechsel wieder an. Es ist das Zeichen dafür, dass genügend Energie vorhanden ist. Ist das der Fall kann auch die Leistungsfähigkeit entsprechend hochgefahren werden.

Der Körper maximiert seine Leistungsbereitschaft, wenn diese mit Energie unterhalten werden kann. Abnehmen impliziert jedoch eine Unterversorgung mit Energie. Hierbei handelt es sich also um einen Drahtseilakt, damit Sie beides erreichen. Nämlich einen aktiven Stoffwechsel und die Mobilisierung Ihrer eigenen Fettreserven.

Das schaffen Sie durch diese punktuelle Überschüttung mit Kalorien.

Was können Sie an so einem Tag essen?

Natürlich wäre gesunde Kost auch an diesem Tag idealer. Jedoch hat es sich bewährt diesen Tag auch für die Leckereien einzusetzen, welche sonst tabu sind. Da es sich um nur einen Tag in der Woche handelt, ist der negative Effekt auf den Körper denkbar gering. Somit können Sie alles essen was Ihnen schmeckt. Gönnen Sie sich Ihre Lieblingsspeisen und die Leckereien, welche Sie einfach gern essen. Sehen Sie diesen Tag als Balsam für die Seele. Ein gesunder Zustand setzt auch eine psychische Zufriedenheit voraus. Wenn Sie sich Ihre Genussmittel gönnen, dann führt dies zu Wohlbefinden und trägt somit zu einem vitalen Lebensgefühl bei.

Nehmen Sie dadurch wieder etwas zu?

Ihr Körper ist an eine konstante Kalorienzufuhr eines bestimmten Niveaus gewöhnt. Ein plötzlicher hoher Anstieg wird zwar registriert, kann jedoch nicht so prompt verwertet werden. Die überschüssigen Kalorien werden wieder ausgeschiedenen und nicht gespeichert. Nach ungefähr ein bis zwei Tagen passt sich der Körper an diese Versorgung an. Jetzt könnte er die Menge auch verwerten und Sie würden zunehmen. Allerdings fahren Sie die Kalorienmenge wieder auf das ursprüngliche Niveau herunter, weshalb Ihr Körper nicht zum Speichern kommt.

Im Gegenteil, er wird nun vermehrt seine Reserven angreifen. Diese Überschüttung hat ein Ankurbeln der körpereigenen Systeme zur Folge, welche somit einen höheren Energiebedarf aufweisen. Da Sie die Zufuhr jedoch wieder reduzieren, wird der Bedarf aus den eigenen Reserven gedeckt bevor der Körper diesen auch wieder nach unten korrigiert. Die Folge ist eine verbesserte Fettverbrennung nach diesem Motivationstag.

Was muss beachtet werden?

Ihr Wasserhaushalt muss weiterhin stimmen. Trinken Sie auch an diesem Tag bewusst und die richtige Menge.

Wie bereits erwähnt muss die Kalorienzufuhr deutlich über dem Niveau der anderen Tage liegen. Ob Sie diese aus gesunden oder ungesunden Nahrungsmitteln nehmen ist Ihre freie Entscheidung.

Es ist sehr wichtig, dass Sie ehrlich zu sich selbst sind. Führen Sie diesen Tag nur durch, wenn Sie die anderen Tage entsprechend diszipliniert gegessen haben. Von kleineren Zugeständnissen abgesehen muss die Zufuhr von Einfachzuckern und fettreicher Nahrung wirklich gering sein. Andernfalls ist Ihr Körper gar nicht so über diese Welle „geschockt" und kann Sie dann doch verwerten. In diesem Fall wäre der Motivationstag kontraproduktiv.

10. Regel

Treiben Sie mindestens 2x pro Woche für ungefähr eine Stunde Sport.

Was bewirkt Sport?

Sport führt zu einem Körper, welcher einen höheren Energiebedarf hat. Aus Sicht der Gewichtsreduktion ist dies das erklärte Ziel. Natürlich hat Sport auch koordinative, psychische und andere körperliche Effekte zur Folge. Je nach Sportart können diese sehr verschieden sein.

Außerdem führt Sport zu einer besseren Atmung. Das Thema Atmung ist in der Bioenergetik schon recht bekannt. Es spielt allerdings auch bei der Gewichtsreduktion und einer gesunden Lebensweise eine entscheidende Rolle. Stellen Sie sich ein Feuer vor, welches nur mäßig belüftet wird. Dieses flammt vor sich hin. Es wird aber nie eine beeindruckende Größe erreichen oder besonders viel Brennmaterial verwerten. So können Sie auch die Fettverbrennung im Körper betrachten. Dafür ist Sauerstoff nötig. Viel Sauerstoff sorgt für eine effiziente und starke Energieverbrennung. Diese Sauerstoffversorgung wird durch Sport optimiert. Tiefe Atmung und eine ökonomische Verarbeitung des Sauerstoffs in der Luft sind ein wesentlicher Bestandteil bei sportlichen Leistungen. Menschen, welche keinen Sport machen, atmen den größten Teil ihres Lebens flach. Wann kommen Sie schon einmal in die Situation von langen tiefen Atemzügen? Diese sind es aber, welche wichtig für eine gute Saustoffversorgung sind. Und diese Versorgung gewährleistet Fettverbrennung. Also sorgt Sport für die Optimierung der Atmung und eine gut trainierte Sauerstoffversorgung für Ihren Körper.

Wie viel Sport muss getrieben werden?

Diese Frage wird immer wieder gestellt. Wie viel muss ich mich bewegen, damit ich abnehme? Im Grunde ist diese Frage recht seltsam. Bewegung sollte Spaß machen und je mehr Bewegung wir haben, desto besser werden wir abnehmen.

Für Sport nehmen wir uns feste Zeiten. Manche treiben zweimal pro Woche Sport und andere dreimal. Theoretisch wäre kein zusätzlicher Sport nötig, wenn wir aktiver im Alltag wären. ABER(!) wir fahren jeden Weg mit dem Auto, nehmen den Fahrstuhl, sitzen viel, kaufen gleich um die Ecke ein und bewegen uns kaum. Sport ist gezielte Bewegung, welche einen trainierten und leichteren Körper zur Folge hat. Würden wir uns täglich mehr bewegen und die ganzen Erleichterungen im Alltag weglassen, dann hätten wir genug Sport. Aber aus verschiedensten Gründen ist dies eher die Seltenheit. Darum sind geplante Sporteinheiten unumgänglich.

Aus Erfahrung können hier pauschal zweimal eine Stunde als Mindestangabe genannt werden. Das ist eine gute Basis und auch in den Alltag gut integrierbar.

Wie formt Sport und Bewegung unseren Körper?

Spezifische Sportarten benötigen einen speziellen Körper, damit die Leistungen in dieser Sportart ansprechend sind. Ein Ruderer hat einen kräftigen Rücken, ein Läufer hat einen sehr drahtigen und dünnen Körper, ein Sprinter kräftige Beine und ein Kletterer ist sehr athletisch und drahtig. Dies hat einmal was mit der beanspruchten Muskulatur zu tun und ist zum anderen evolutionär erklärbar. Unser Körper passt sich an seine Aufgaben an. Ein Gewichtheber wird nicht extrem abnehmen. Dies wird sein Körper nicht zulassen, da er sonst die Leistung nicht bringen kann. Ein Kletterer wird nicht zunehmen, selbst wenn er sich nicht so bewusst ernährt. Der Körper würde sonst nicht mehr die erforderlichen Fähigkeiten abrufen können. Ein Körper passt sich an die Umwelt und an die ihm gestellten Aufgaben an.

Natürlich sind die Ausprägung und Mischung der Sportarten entscheidend. Wenn Sie nur einmal in 2 Wochen laufen gehen, dann wird sich Ihr Körper nicht an der Laufbeanspruchung orientieren. Wenn Sie jedoch zweimal pro Woche laufen gehen, dann werden Sie nicht zunehmen. Voraussetzung ist natürlich ein Trainingsreiz, welcher Sie stark fordert. Oft kombinieren Menschen auch ihre Sportarten in Kraft- und Ausdauersport. Der Körper entwickelt sich so ganzheitlicher, um in jedem Bereich entsprechend Leistung zu bringen.

Welche ist die richtige Sportart?

Wählen Sie eine Sportart, welche Ihnen Spaß macht und die Möglichkeit bietet sich auszureizen. Gehen Sie beispielsweise Badminton spielen. Vorzugsweise wählen Sie einen Partner, welcher Ihr Leistungsniveau hat. Auf diese Weise muss Ihr Körper eine gewisse Form halten, damit Sie Erfolg haben.

Suchen Sie sich eine Sportart, welche einen schlanken athletischen Körper benötigt. Klassisch hierfür sind Laufen, Klettern, Tennis, Squash, Badminton, intensives Wandern, Kampfsport, Aerobic und Rad fahren. Dies sind ein paar ausgewählte und gängige Sportarten, jedoch noch längst nicht alle möglichen. Suchen Sie sich selbst die optimale Beschäftigung und betreiben Sie diese zweimal pro Woche.

Was ist das Ziel?

Das Ziel ist ein stoffwechselaktiver Körper, welcher sich in die Richtung der entsprechenden Sportart entwickelt. Ihr Ziel ist nicht das Verbrennen von Kalorien im Training. Das ist zwar ein interessanter Nebeneffekt, aber die Anpassung Ihres Körpers an die Sportart ist die eigentliche Intention. Außerdem haben intensive Belastungen eine Nachverbrennung zur Folge, bei welcher Sie 2 Tage lang ungefähr 10% mehr an Energie verbrennen. Auch darum sind mindestens 2 gut verteilte Einheiten pro Woche erforderlich, damit Ihr Stoffwechsel konstant erhöht bleibt.

Genussmittel

Genussmittel gehören zum Alltag eines jeden Menschen. Ich habe diesen keine spezielle Regel gewidmet, da der Umgang damit extrem variiert.

Generell haben Sie keinen Nährwert für den Körper, sondern dienen lediglich der psychischen Entspannung oder dem alltäglichen Ritual. Viele Menschen brauchen Ihre täglichen Rituale und sollen diese auch beibehalten. Wichtig ist dabei das bewusste Genießen. Es ist kein Problem, wenn Sie sich täglich einen Kaffee gönnen. Wenn Sie diesen zum Start in den Tag brauchen und es Ihnen gut tut, dann bleiben Sie dabei. Achten Sie allerdings auf normale Mengen. Recht oft werden aus einem Kaffee zwei, dann drei, vier und so weiter. Häufig konsumieren Menschen mehr als fünf Tassen täglich. Und da ist das Problem. Dann kommt es zu einer Schädigung des Körpers. Je nach Genussmittel kann sie ganz verschieden auftreten.

An dieser Stelle soll ein Hinweis genügen. Wenn Sie auf ein Genussmittel nicht verzichten wollen, dann genießen(!) Sie es aber auch. Machen Sie es zu etwas Besonderem in dem besonderen Moment. Genießen Sie Ihre Tasse Kaffee und schütten Sie diese nicht in Rekordzeit hinter. Wenn Sie das beherzigen, dann wird auch die Menge des Genussmittels in einem verträglichen Rahmen bleiben und Ihnen gut tun.

Schlusswort

Verinnerlichen Sie diese 10 Regeln und machen Sie sie zu Ihren Grundsätzen. Wenn Sie das geschafft haben, dann sind Sie ein großes Stück weiter. Natürlich werden Sie nicht jeden Tag alle Regeln vollständig beachten können. Es wird immer mal Zugeständnisse geben und den ein oder anderen Ausrutscher. Das ist auch nicht schlimm und wird dem Erfolg keinen Abbruch tun. Wichtig ist nur, dass Sie sich im Grundansatz daran orientieren.

Wenn Sie mal bei einem Bekannten ein Stück Kuchen essen, dann sind das die falschen Kohlenhydrate und Sie verstoßen damit gegen eine Regel. Aber(!) Sie wissen, dass dies nicht so dramatisch ist. Sie lassen einfach das Obst an diesem Tag weg und haben damit das Beste aus der Situation gemacht.
Und so sollten Sie an das Thema Ernährung heran gehen. Es geht hier nicht um eine strenge zeitlich begrenzte Kur, in welcher Sie gedrillt wirken. Es geht um Grundsätze für eine lebenslange Ernährung, welche Sie fit und vital halten soll.
Wenn Sie in Kombination damit mal eine Diät machen möchten oder diverse Kuren, dann können Sie das tun. Sie haben mit diesen Regeln nämlich einen Leitfaden, an welchem Sie sich im Anschluss wieder orientieren. Verstehen Sie diese Lektüre daher auch als Ergänzung zu diversen Rezept- und Sporternährungsbüchern. Schlussendlich führt jedes Ernährungskonzept auf diese Regeln zurück. Aus dem Grund ist es einfacher, billiger und transparenter, wenn Sie sich gleich an den Basics der gesunden Ernährung orientieren.

Viel Glück und viel Erfolg bei Ihren Zielen und Vorhaben. Und denken Sie daran: Die Anfangszeit einer Umstellung ist die schwerste Phase. Haben Sie die einmal überstanden, dann ist der Rest unproblematisch.

Fallbeispiele

In diesem letzten Abschnitt möchte ich Ihnen einige Ernährungsbeispiele mit auf den Weg geben. Wenn Sie alle Regeln konsequent umsetzen, dann können Sie von einer perfekten Ernährung sprechen. Allerdings sieht die Realität etwas anders aus. Durch verschiedene Arbeitszeiten, individuelle Möglichkeiten im Beruf, diverse soziale Verpflichtungen und Lebensgewohnheiten muss die Umsetzung flexibel gestaltet werden.

Sie können nur allein über das Ausmaß der Umsetzung dieser Regeln entscheiden. Was alles möglich ist und an welchen Punkten Sie Abstriche machen müssen ist Ihre eigene Entscheidung. Daher gebe ich Ihnen einige Beispiele mit auf den Weg. Keines der Beispiele ist vollkommen. Aber das Ernährungsverhalten ist trotzdem gut, weil die Personen eine gute Mischung zwischen den Regeln, ihren Möglichkeiten und ihrer Bereitschaft zur Anpassung gefunden haben.

Beispiel 1:
Katrin ist Krankenschwester und arbeitet von 13:00 Uhr bis 21:30 Uhr.

Aufstehen: 8:30 Uhr

Frühstück: 9:00 Uhr
-1 Ei
- eine Scheibe Roggenvollkornbrot mit Frischkäse
-200 ml Bananensaft
- eine Paprika

Mittag: 12:00 Uhr

- Spinat mit Schinken und 2 Kartoffeln
- eine Möhre

Snack: 15:30 Uhr (zwischendurch auf Arbeit)
- 50g Nüsse
- ein Apfel

Pause: 18:00 Uhr
- Gemüsesalat (zu Haue vorbereitet) mit Thunfisch

Abend: 23:00 Uhr
- 200ml warme Milch
- ein Ingwertee

Beispiel 2:
Kai ist Bürokaufmann und arbeitet von 8:00 Uhr bis 16:00 Uhr.
Allerdings kann der Feierabend spontan weit in den Abend
verschoben werden. In diesem Beispiel bis 19:30 Uhr.

Aufstehen: 6:30 Uhr

Frühstück: 6:45 Uhr
- 0,5l frisch gepressten Orangensaft
- ein Wiener
- ein paar Radieschen

2. Frühstück: 9:30 Uhr
- 1 Kaffee mit 2 Stück Zucker
- ein Tomatensalat
- 100g Harzer Käse

Mittag: 12:30 Uhr

- eine halbe Honigmelone
- ¼ Gurke
- 200g Schicken

- 2 Scheiben Knäckebrot mit Frischkäse

- ein Müsliriegen (25g)

- 200g gebratenes Schweinefleisch mit Bohnen

Beispiel 3:
Tom hat als Anlagenmechaniker Nachtdienst. Er arbeitet von 22:00 Uhr bis 06.30 Uhr.

Aufstehen: 14:00 Uhr

Frühstück: 15:00 Uhr

- Rührei mit 3 Eiern, Tomate, Rucola, 30g Getreidekorn
- 200ml Kirsch/Bananensaft
- 1 Kaffee

Snack: 17:30 Uhr (nach dem Sport)
- 2 Äpfel
- belegtes Vollkornbrötchen mit Schinken, Salat, Käse, Butter

Abend: 19:00 Uhr
- Gemüsepfanne mit angebratenem Seelachs

Snack: 23:00 Uhr
- 50g Trockenobst
- eine Möhre
- 100g fettarmer Käse

Snack: 2:00 Uhr
- ein Kaffee
- gemischter Salat mit Schinkenwürfeln

Snack: 5:00 Uhr
- kleiner Fruchtjoghurt
- ein Kohlrabi

Beispiel 4:
Monique ist Zahnarzthelferin und arbeitet täglich von 7:00 Uhr bis 17:00 Uhr.

Aufstehen: 5:00 Uhr

Frühstück: 5:15 Uhr
- Fruchtmüsli mit Milch

Snack: 6:45 Uhr
- Obstsalat mit Nüssen
- Schinkenröllchen mit Petersilie

Frühstück: 9:30 Uhr
- Vollkornbrot mit Kräuterquark
- kleiner Gurkensalat

Snack: 13:00 Uhr
- Kräuterquark mit Leinöl, Gurke, Tomate und Kohlrabi

Abend: 18:30 Uhr
- Gemüsesuppe (Gemüse nach Wahl) mit Fleisch und/oder Wurst
- 1 Glas Wein

Beispiel 5:
Beate ist Kassiererin im Konsum. Sie arbeitet in Doppeldiensten.
Früh beginnt sie 6:30 Uhr und geht 11:00 Uhr. Von 16:00 Uhr –
21:00 Uhr arbeitet Sie am zweiten Teil des Tages.

Aufstehen: 5:00 Uhr

Frühstück: 5:30 Uhr
- Omelette: 2 Eier, 100g Putenwurst, eine Tomate und Gewürze

Snack: 6:15 Uhr
- Milchreis mit Kirschen (Fertigprodukt)
- 2 Tomaten

Mittag: 11:30 Uhr
- Vollkornnudeln mit Tomatensoße und Thunfisch, dazu Basili-
kum
- Radieschen

Snack: 15:30 Uhr
- eine Banane und Erdbeeren
- Fischfilet (fertig)

Snack: 18:00 Uhr
- 50g Nüsse (nebenbei auf Arbeit)

Abend: 22:30 Uhr
- Eiweißshake

Beispiel 6:
Hans ist Vertreter im Außendienst und viel mit dem Auto unterwegs. Seine Termine ergeben sich auch spontan, weshalb sein Tag nicht richtig planbar ist. Er benötigt daher Nahrung, welche sehr unkompliziert mitzuführen ist.

Aufstehen: 7:00 Uhr

Frühstück: 7:30 Uhr
- Rührei mit Getreide (2 Eier, 2 Esslöffel Getreide, 1 Chicoree und Schinkenwürfeln)
- Gemüsesalat
- 1 Kaffee

Snack: 11:00 Uhr
- Müsliriegel
- Gurke (fertig geschnitten)

Snack: 12:30 Uhr
- 2 Birnen

Snack: 13:45 Uhr
- 200g Schinken
- Karottensaft

Snack: 15:00 Uhr
- 100g Käse und 50g Nüsse

Snack: 17:30 Uhr
- Naturjoghurt mit Früchten

Abend: 20:00 Uhr
- Gemüsepfanne mit Hähnchensteak

Beispiel 7:
Gabi ist Lehrerin am Gymnasium. Sie arbeitet von 7:00 Uhr bis 16:00 Uhr. In den Pausen hat sie Mühe mit der Vorbereitung der nächsten Stunde und muss sich obendrein um die Belange der Schüler kümmern.

Aufstehen: 5:30 Uhr

Frühstück: 5:45 Uhr
- 200 ml Kakaomilch
- etwas Blattsalat

Snack: 7:45 Uhr
- 50g Trockenobst
- Vollkornbrötchen mit Wurst

2. Frühstück: 10:15 Uhr
- 2 Scheiben Roggenbrot mit Käse und Magerquark als Aufstrich
- Gurkensalat

Snack: 15:00 Uhr
- Müsliriegel
- 2 Äpfel

Snack: 18:00 Uhr (vor dem Sport)
- 250 ml Erdbeermilch

Abend: 20:00 Uhr
- Fischfilet gedünstet mit Zitrone und Gemüse
- eine Weinschorle